AF336201

CONSIDÉRATIONS

SUR

L'AMPUTATION

SUS-MALLÉOLAIRE

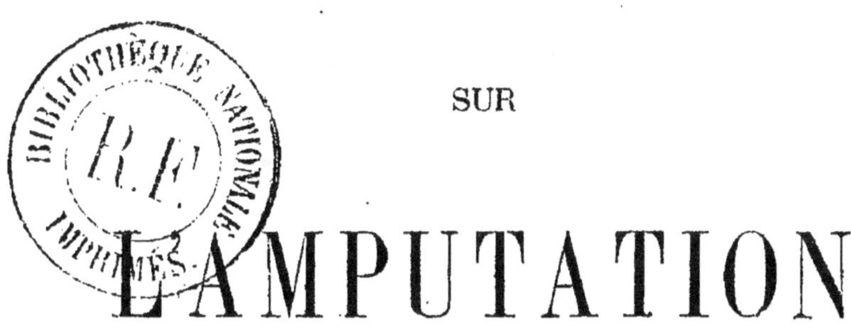

Par le Docteur René NIVELET Fils

ANCIEN INTERNE DES HÔPITAUX DE NANCY (1864-65)
MEMBRE CORRESPONDANT DE LA SOCIÉTÉ DE MÉDECINE DE NANCY
CHIRURGIEN ADJOINT A L'HOSPICE DE COMMERCY
SECRÉTAIRE DU CONSEIL D'HYGIÈNE PUBLIQUE ET DE SALUBRITÉ
DE L'ARRONDISSEMENT DE COMMERCY
MÉDECIN DE LA COMPAGNIE DES CHEMINS DE FER DE L'EST.

COMMERCY,

TYPOGRAPHIE CH. CABASSE

1876

CONSIDÉRATIONS

SUR L'AMPUTATION

SUS-MALLÉOLAIRE.

Le 10 mai 1870, je fus appelé en consultation près du S* Varnerot, cordonnier à Vignot-lès-Commercy.

Cet homme, âgé de 30 ans, d'une taille moyenne, est pâle, amaigri, d'une constitution lymphatique, ne présente pas de traces antérieures de scrofule. Pris de douleur et de gêne dans l'articulation tarso-métatarsienne gauche, au commencement de l'année, il existe, dans cette région, une tumeur résistante, excessivement tendue, rouge, et percée d'ouvertures fistuleuses, donnant un pus sanieux, contenant parfois des esquilles. Le stylet introduit par ces ouvertures, ne laisse pas de doute sur la carie des os du tarse, dont il traverse les espaces interarticulaires, de haut en bas, pour ressortir par un trajet fistuleux, unique, correspondant à la plante du pied.

Le gonflement ne dépasse pas l'articulation tibio-tarsienne, dont les mouvements sont douloureux et difficiles depuis quelques temps. Les ganglions du pli de l'aine sont très-engorgés et douloureux à la pression.

Le traitement dirigé contre cette affection par les médecins qui l'ont soignée, a été jusqu'alors purement médical : quinquina, ferrugineux, huile de morue, iodure de potassium à l'intérieur; compresses imbibées d'eau de sureau, et bains sulfureux locaux, extérieurement.

Je diagnostiquai une tumeur blanche; et, la soupçonnant de nature tuberculeuse, j'examinai la poitrine; mais les résultats fournis par la percussion et l'auscultation furent négatifs. Pas d'antécédents tuberculeux dans la famille; pas plus que d'autres traces de maladies constitutionnelles.

Après avoir vaincu la résistance du malade, et voyant l'astragale et le calcanéum, que jusqu'alors on avait pu considérer comme sains, menacer de participer à cette fonte caséure du cou de pied, je pratiquai l'amputation de la jambe, le 28 mai, assisté de mes confrères les docteurs Seirrère, de Foug, Grandjean, de Void, auxquels j'avais préalablement demandé avis.

L'amputation circulaire sus-malléolaire, par la méthode Lenoir, fut celle à laquelle je crus devoir me rattacher, frappé que j'avais été de deux beaux résultats obtenus, avec ce procédé par mon très-regrettable confrère le Docteur Ad. Colson, de Commercy.

L'inhalation de 120 grammes de chloroforme a suffi pour produire l'anesthésiation, pendant laquelle le malade n'a nullement souffert, et s'est réveillé, sans avoir la moindre conscience de l'opération qu'il venait de subir.

L'agent anesthésique a été employé sans appareil, versé sur un mouchoir placé en forme de tuile au-dessus du nez, laissant le visage à découvert; en un mot, selon les règles posées pour notre maître, M. le professeur Simonin, en me basant, pour commencer l'opération, sur l'anesthésie des tempes, précédée de l'insensibilité périphérique générale. Alors la chloroformisation cesse et l'opération commence.

Ligature des artères difficile, par suite de la retraction de ces vaisseaux, écoulement de sang environ un litre.

Réunion des lèvres de la manchette par trois points de suture, et deux bandelettes de diachylon. Linge fenestré enduis de glycérine, gâteau de charpie recouvert d'une large compresse, tenue en place par deux compresses longuettes croisées. (*) Arrosion du pansement avec de l'eau étendue de liqueur de Labarraque, au 10me; tel fut sommairement le pansement du 1er jour et continué les jours suivants.

1er Juin.—Exhalation putride due au sang corrompu extravâsé dans le gâteau de charpie. Plaie d'un bel aspect, points de suture et diachylon maintenus. Pouls 130, température élevée. Les jours précédents, le pouls a oscillé entre 96 et 112 sans coïncidence avec l'élévation de la température. L'appétit qui était nul, avant l'opération, est revenu dès le lendemain, et réclame surtout des viandes blanches qu'on donne en petite quantité, à chaque repas. Selles moulées et normales.

3 Juin.—Bords de la plaie, rouges tuméfiés, surtout le lambeau externe dont la portion interne est grisâtre et fétide. Je détache les points de suture, supprime le diachylon et applique un pansement *ut supra* ; seulement, au lieu de glycérine, c'est la liqueur de Labarraque étendue de 2/3 d'eau qui servira en outre à arroser le pansement dès qu'il y aura douleur. L'engorgement ganglionnaire diminue.

(*) Bande pour maintenir le tout.

5 Juin.—Je détache par quelques coups de ciseaux la portion du lambeau externe, mortifiée sur une étendue de 2 centimètres carrés. A dater de ce jour, pansement chaque deux jours avec la solution d'A. Phénique au 100e. Chute d'un fil à ligature.

7 Juin.—Jusqu'à cette époque le pouls a oscillé entre 96 et 112; la gangrène de la manchette s'est limitée; l'appétit est toujours bon. Contre quelques épistaxis légères, j'ai prescrit :

Sulfate de quinine . . .	0,50 centig.
Lactate de fer	0,30 centig.
Digitale pulvérisée . . .	0,15 centig.

en 3 paquets, à prendre en un jour en trois fois.

9 Juin.—L'épistaxis ne s'est pas reproduite. Plaie d'un bon aspect, peu de suppuration, commencement de bourgeonnement. Chute des deux autres fils à ligature. En appliquant le pansement, le malade accuse une légère douleur dans la partie interne et supérieure du moignon.

10 Juin.—Cette douleur s'exacerbe vers le soir et le pouls monte à 128.

12 Juin.—Sensibilité excessive à la pression, le malade se plaint d'avoir beaucoup souffert la veille, pouls 130, température élevée. En pressant sur la partie interne du moignon, où déjà s'est opérée une réunion par première intention, je vois sourdre une goutte de pus; y introduisant un stylet et augmentant la pression je fais sortir environ un verre à Bordeaux d'un pus sanieux, sanguinolent, de mauvaise nature.

Le 13 Juin.—Douleurs très-diminuées, presque nulles, pouls 104. J'attends au lendemain pour lever le pansement, comptant injecter un liquide désinfectant dans la petite cavité qui m'avait donné du pus la veille. A mon grand étonnement, je ne pus parvenir à en faire sourdre une seule goutte, et la pression que j'exerçai sur cette partie interne du moignon, fut facilement supportée.

A dater de ce jour, toute trace d'inflammation disparut; l'opéré commença à prendre du bouillon, aliment pour lequel il avait eu jusqu'alors un profond dégoût; en même temps qu'il continua son iodure de potassium (2 grammes par jour) et le vin de quinquina (2 cuillerées à bouche par jour); médicaments qu'il n'avait pas cessés depuis le 28 mai.

17 Juin.—Il supportait sa jambe seul; et le moignon marchait à la cicatrisation, retardée par la mortification de la portion de lambeau sus-nommé. J'avais, depuis le 13, autorisé le malade à boire du vin, coupé d'eau par moitié.

19 Juin.—Absence de fièvre. Pouls 70. J'autorise le vin pur. Suppuration insignifiante. Diminution de plus en plus marquée de l'engorgement des ganglions cruraux.

21 Juin.—Pouls 80. Le malade m'avoue, avoir bu, la veille, une bouteille de vin pur, sans en avoir été incommodé. Dès lors j'autorise cette quantité jointe aux aliments

24 Juin.—Absence de pus sur le linge fenestré. Pas de fièvre, santé parfaite.

27 Juin.—Le malade se lève et marche sur le genou avec un pilon, en attendant son membre artificiel.

30 Juin.—La cicatrisation est complète, il a repris ses occupations de cordonnier, et pendant un an sa santé reste parfaite. Il a même notamment engraissé; quand, dans les 1ers jours du mois d'août 1871, il est pris, subitement, dans le membre inférieur droit, de douleurs lancinantes et de fourmillements.

L'extension de la jambe sur la cuisse est très-douloureuse. La parole est embarassée.

La face grimace involontairement. L'intelligence est parfaite. Pouls 82. Le malade est assis sur une chaise, l'appétit est bon. La peau est moite, peu chaude.

Tels furent les symptômes que je fus appelé a constater le 3 août, et contre lesquels je prescivis le calomel à doses refractées, et le froid appliqué sur la tête.

La médication prescrite ne produisit aucun effet. Le lendemain le pouls était monté à 120, l'intelligence était obtuse, les pommettes rouges. De fortes contractures existaient dans les muscles du membre inférieur.

A dater du 5 août, le malade tomba dans un coma profond qui dura jusqu'au 8 août, jour de sa mort. La médication classique usitée en pareil cas, et consistant en saignées locales et générales, frictions mercurielles, fut sans résultat.

Je crus et crois encore avoir eu à faire à une meningite Tuberculeuse, à marche très-aiguë.

Le nommé Arrochard de Sampigny, âgé de 66 ans, homme d'équipe au chemin de fer de l'Est, est renversé par un train le 27 juillet 1873, à une heure de l'après-midi.

Apporté à l'Hospice St.-Charles de Commercy, à 3 heures, il présente les lésions suivantes:

Le pied droit complètement détaché de la jambe, n'y tient pas par le plus petit tendon; comme si la désarticulation eut été faite. Les extrémités articulaires du tibia et du péroné sont intactes; mais la mortification et la déchirure des lambeaux de peau qui les recouvrent, encore très incomplètement, m'empêchent de songer, un instant, à conserver le membre tel qu'il est.

L'hémorrhagie a été insignifiante; on aperçoit très-distinctement l'artère tibiale antérieure qui fait saillie,

et bat, dans la plaie, munie d'un caillot désséché et ob-
turateur.

Fortes contusions dans la région dorso-lombaire.

L'amputation résolue, et acceptée sans difficulté par
le blessé, je procède immédiatement à l'opération par la
méthode Lenoir.

Le malade ayant mangé, à midi, le chloroforme n'est
pas employé.

Le membre est sillonné, de nombreuses veines variqueuses très-gonflées, surtout à la partie inférieure.

Je pratique une section circulaire de la peau au-dessus
des malléoles; puis, sur cette incision, j'en fais tomber
une autre qui est verticale et dont la longueur est d'environ 3 centimètres 1/2 à 4 centimètres.

Disséquant ensuite les deux lèvres de cette incision
verticale, je les relève, de bas en haut, dans toute la
partie antérieure de la jambe; tandis que la portion de
peau, restée adhérente à la partie postérieure de la jambe, est détachée des parties sousjacentes sur une largeur
de deux travers de doigt..

Je coupe ensuite les muscles dans une direction obli-
que, de haut en bas, de façon que la portion inférieure
de la manchette, qui comporte le tendon d'Achille, puisse
être unie facilement par des points de suture aux deux
lambeaux antérieurs.

Je ne reviendrai pas sur le pansement appliqué, vu
qu'il a été le même que dans l'observation précédente.

Dans ce cas ci, la suppuration a été insignifiante et la
section des veines variqueuses n'a donné lieu à aucun
accident.

La cicatrisation était complète au bout de 20 jours.

Je dois noter que le membre resta longtemps œdema-
tié, dans toute sa longueur. C'est pour cette raison que
je fis garder le lit et le repos, à cet agent et qu'il ne
sortit de l'hospice que le 14 octobre 1873.

Aujourd'hui, malgré ses quatorze lustres; il marche facilement, et sa cicatrice ne s'est jamais ulcérée.

Réflexions : Pour bien juger, dit Malgaigne, en 1852 (*) une méthode ou un procédé en chirurgie, il faut suivre les malades et voir ce qu'ils éprouvent après avoir été opérés par cette méthode ou par ce procédé. Or, si l'on voyait ce qui se passe après l'amputation sus-malléolaire on reconnaîtrait bientôt les inconvénients notables de cette opération. Ce chirurgien s'est assuré que de tous les amputés qui portaient des jambes artificielles, les seuls qui en fussent vraiment satisfaits étaient des gens qui marchaient peu. Aussi réserve-t-il cette opération pour les jeunes personnes auxquelles les occupations de leur sexe permettent des habitudes sédentaires, parce que, dit-il, elle *est moins compromettante pour la vie des opérés* et qu'ensuite elle ménage des intérêts de coquetterie très-légitimes qui méritent d'être pris en considération. Mais pour un garçon de chantier, un pauvre diable voué par nécessité à un travail rude, c'est-à-dire dans la majorité des cas le pilon est préférable à la meilleure jambe artificielle.

Par cela seul que le chirurgien lorrain reconnaît avec presque tout le monde que l'amputation sus-malléolaire est moins grave que celle au lieu d'élection, je la pratiquerai chaque fois que cela sera possible à moins que je ne me trouve en présence d'une situation misérable telle que mon opéré ne puisse être assuré d'être toujours fourni d'un bon membre artificiel. Cela est rare aujourd'hui, vu les nombreuses sociétés de secours mutuels qui fonctionnent très-utilement dans nos grandes industries.

D'autre part M. Laborie, chirurgien de l'asile de Vin-

(*) Journal de Médecine et de Chirurgie pratiques Art. 4419.

cennes, disait en mars 1866, à la société de Chirurgie. (*)
« *Si la conséquence immédiate la plus précieuse, c'est-à-
dire la conservation de la vie des opérés,* nous autorise
à placer cette opération bien au-dessus de l'amputation
au lieu d'élection, il est malheureusement incontestable
que les suites sont loin de donner d'aussi heureux résultats. » En même temps ce chirurgien présentait à la
Société un malade amputé par lui, depuis un an, par le
procédé d'amputation sus-malléolaire, dans lequel il avait
conservé un seul lambeau postérieur comprenant dans
son épaisseur le tendon d'Achille, qui, vu sa consistance,
formait comme une espèce de squelette dans ce lambeau.
Le résultat obtenu était magnifique; jamais ce malade
n'avait souffert de la pression exercée même avec violence
à l'extrémité du moignon; et il marchait facilement en
s'appuyant sur cette extrémité, puisqu'il faisait plusieurs
lieues sans se servir de canne.

M Laborie auquel sa position à l'asile de convalescence
de Vincennes, a permis de pouvoir étudier la pratique
chirurgicale des hôpitaux, et d'apprécier les suites éloi-
gnées des diverses opérations, conclut en disant que les
malades qui avaient subi l'amputation, avec conservation
d'un seul lambeau postérieur comprenant dans son épaisseur le tendon d'Achille, échappaient aux inconvénients
reprochés à la méthode sus-malléolaire, tels que tiraille-
ments de la cicatrice, ulcérations douloureuses finissant
par gagner l'extrémité osseuse, appauvrissement général
de l'économie, d'où découragement des malades qui ré-
clamaient une nouvelle amputation.

Le travail que M. le Professeur Michaut, de Louvain
(Parallèle de l'amputation tibio-tarsienne et des amputa-

---

tions pratiquées dans la continuité des os de la jambe) (*) a lu, en 1860, devant l'Académie de médecine de Belgique, présente des considérations importantes que je ne puis passer sous silence. Après s'être déclaré partisan de l'amputation tibio-tarsienne, comme devant remplacer dans la pratique chirurgicale l'amputation sus-malléolaire, ce professeur dit que le meilleur procédé pour pratiquer cette dernière est celui qui consiste à former un lambeau antérieur, lambeau qui en retombant par son propre poids vient coiffer les os. L'amputation de la jambe au lieu d'élection, ajoute-t-il, *est beaucoup plus dangereuse que l'amputation sus-malléolaire*. Celle-ci convient aux personnes âgées, faibles, qui, par leur état ou leur position, sont obligées de peu marcher ; tandis que l'amputation au lieu d'élection doit être préférée chez les sujets jeunes et particulièrement chez les enfants ; chez les sujets forts qui par leur position de fortune sont obligés de se livrer à des travaux rudes et pénibles.

On le voit, les conclusions du professeur Belge sont à peu près identiques à celles de Malgaigne.

Cependant après ce dernier, Jobert de Lamballe disait à l'Hôtel-Dieu en 1855. (**)

La jambe artificielle, cette conquête de la prothèse chirurgicale a exercé une influence décisive sur la manière de pratiquer l'amputation de la jambe pour les maladies du pied. *L'amputation au tiers inférieur* expose a moins de traumatisme que l'amputation au tiers supérieur ; elle *compromet moins la vie des malades*, et dès lors elle lui est essentiellement préférable. Cependant, comme elle n'est possible qu'avec le concours ultérieur d'un appareil

---

(*) Journal de Médecine et de Chirurgie pratiques. Art. 5756.

(**)   Idem.   Art. 4967.

articulé spécial assez dispendieux, beaucoup de chirurgiens amputaient comme autrefois au lieu d'élection.
Maintenant cette amputation est abandonnée presque
partout : «on ampute au-dessus de la malléole» et c'est la
méthode à deux lambeaux, l'un antérieur et l'autre postérieur qui était préconisée par Jobert.

Voilà de bien puissantes considérations, mais qui ne
tranchent pas la question. Hippocrate, dit oui. Galien, dit
non. Je n'ai point la prétention de venir la trancher après
neuf années de pratique; mais ce que je me permettrai de
faire remarquer en faveur de l'amputation sus-malléolaire,
c'est que tous les maîtres dont je viens de donner les avis,
reconnaissent unanimement qu'elle est bien moins grave
pour les opérés. Ceux-ci avant de subir la mutilation d'un
membre, craignent toujours qu'on leur en coupe un trop
grand bout. Je crois que chez eux ce sentiment est ins-
tinctif, et ils n'ont pas tort. Que serait-ce s'ils connais-
saient l'opinion des chirurgiens que j'ai cités plus haut !
c'est en me mettant pour un instant, à la place des malades, que j'ai eu à opérer, que je suis arrivé, dans les
deux observations à préférer une méthode à l'autre,
d'abord ; et, ensuite, parce que j'avais devant les yeux
deux résultats dont j'ai parlé et sur lesquels je dois re-
venir en peu de mots.

Les deux malades dont j'ai à parler ont été opérés tous
deux à l'hôpital de Commercy, par feu le D^r Ad. Colson,
mort, en 1869, chirurgien en chef de cet établissement
depuis 1851. Chaque fois qu'il lui avait été possible de
pratiquer l'amputation sus-malléolaire, il l'avait toujours
fait et s'en était toujours très-bien trouvé, ainsi qu'il
me l'affirmait quelques mois avant sa mort. Parmi ses
nombreux opérés deux existent dans ma clientèle, et